BEI GRIN MACHT SICH IHR WISSEN BEZAHLT

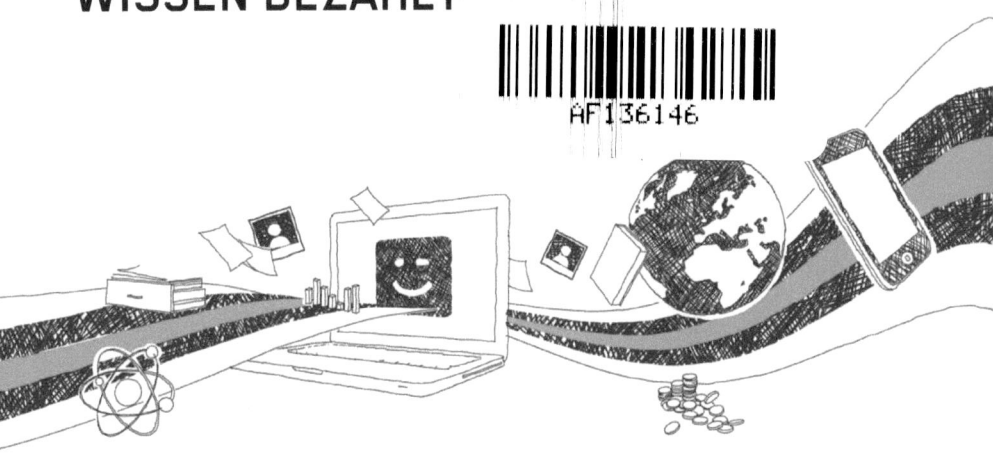

Bibliografische Information der Deutschen Nationalbibliothek:

Die Deutsche Bibliothek verzeichnet diese Publikation in der Deutschen National-
bibliografie; detaillierte bibliografische Daten sind im Internet über http://dnb.d-
nb.de/ abrufbar.

Impressum:

Copyright © 1943 GRIN Verlag
Druck und Bindung: Books on Demand GmbH, Norderstedt Germany
ISBN: 9783346000255

Heinrich Wallnöfer

Das Lazarett in der Frauenstrafanstalt. Bericht über die Arbeit mit der Siemens'schen Metallsuchersonde in einem deutschen Lazarett

GRIN Verlag

Aus der Medizingeschichte:

univ. med. Dr. Heinrich Wallnöfer

Das Lazarett in der
Frauenstrafanstalt

**Bericht von med. Heinrich Wallnöfer
über die Arbeit mit der Siemens'schen Metallsuchersonde**

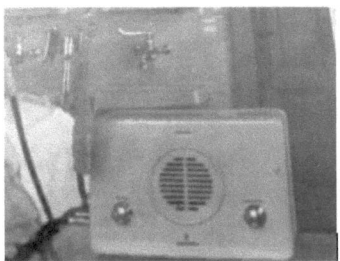

**in einem deutschen Lazarett in Wiener Neudorf
Niederösterreich**

geschrieben im Kriegsjahr 1943

Ergänzt 2019

Originaltitel

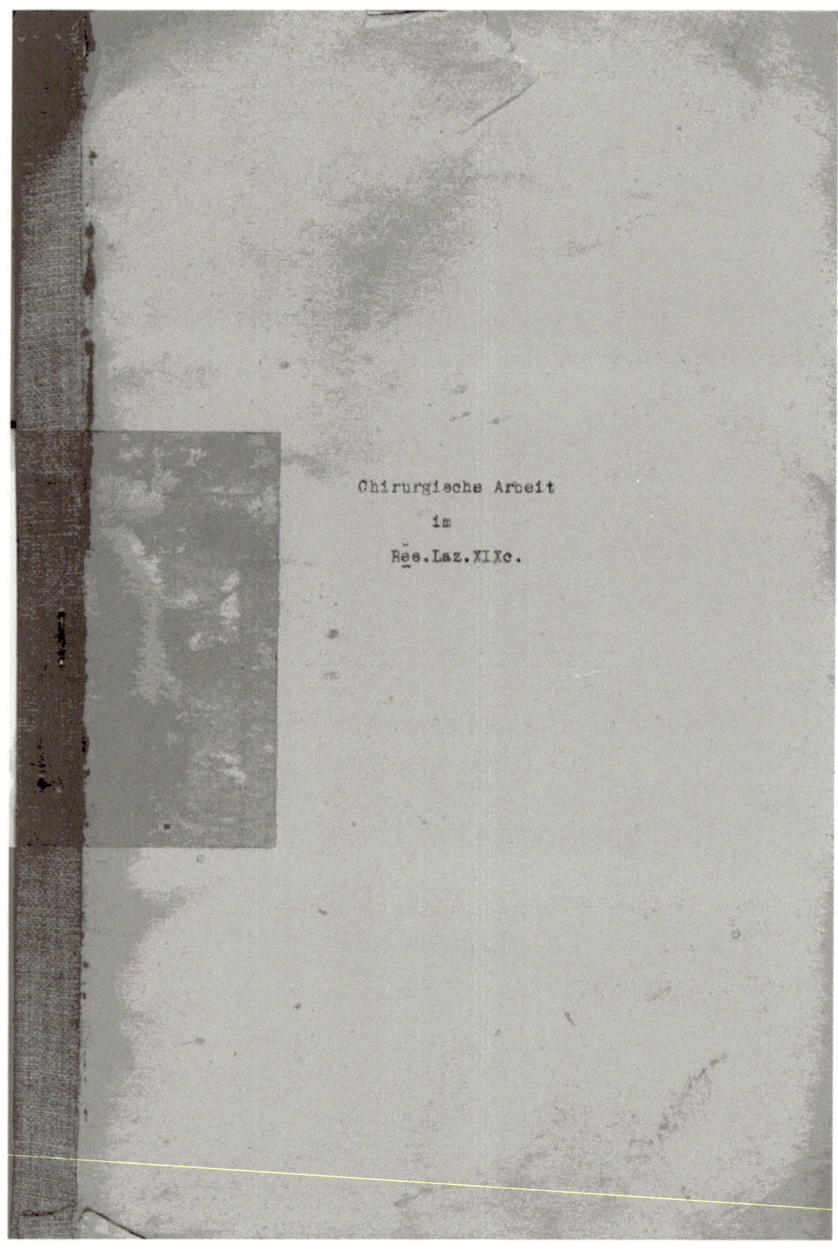

Chirurgische Arbeit

im

Res.Laz.XIXc.

Ergänzung 2007 und 2019

Dank dem Internet ist es mir gelungen, sogar einige Literaturstellen über die Siemens`schen Metallsuchersonde, auch männlich: „Der Siemens Metallsucher"- zu finden. Ich zitiere sie am Ende der Ergänzung. Ich wurde nach meiner Operation vom Chef, obwohl ich noch nicht einmal das erste Rigorosum hatte, an diesem Gerät ausgebildet und war bis zum Ende sein entsprechender Assistent.

Es ist richtig, was im Text steht: unser „Chef Arzt", wie er sich immer nennen ließ, (Dr. Anton Seidl, später Primarius in Mödling), hat tatsächlich die Anregung zu dieser Arbeit gegeben. Vollendet habe ich sie unter dem Druck der Gestapo (Vernehmung) und der Tatsache, dass der Chef nach seiner Verhaftung (die mich einschloss), im Wehrmachtsuntersuchungsgefängnis Wien-Favoriten, Hartmuthgasse 10, (für etwas mehr als sechs Wochen) einsaß. Ich wurde nach der Verhaftung gegen 7 Uhr früh (mit dem Chef, dessen Kalender ich noch verschwinden lassen konnte) nach eingehendem Verhör am gleichen Tag wieder freigelassen und nicht mehr belästigt. Die Arbeit wurde beim Militärkommando XIX, mit Hilfe eines Generalarztes, wenn ich mich recht erinnere Dr. Zemann, der sich für uns einsetzte, eingereicht.

Ein junger, aus der Hitlerjugendjugend kommender Assistenzarzt hatte angezeigt, dass die Patienten bei uns viel länger als notwendig blieben, und auch andere „staatsfeindliche Aktionen" stattfanden (von seinem Standpunkt durchaus richtig). Vor allem bezeugte er, dass mein Wurmfortsatz bei der Entnahme ganz gesund war. Wir leugneten natürlich alles, der Chef und ich sagten voneinander unabhängig aus, dass gerade dieser Assistenzarzt so unerfahren sei, dass er das gar nicht beurteilen könne. Der dem Widerstand angehörende Oberarzt (Dr. Obendorfer) bestätigte unsere Aussage. Die Arbeit sollte vor allem beweisen - und hat es auch - wie viel bei uns operiert wurde.

Die Stimmung im Lazarett, die Dr. Seidl schaffen konnte, geht auch ein wenig aus meiner Formulierung hervor: Ich schreibe immer „wir": *„Da der Patient sehr starke Schmerzen hatte, wollten wir die Schiene nicht abnehmen. Als jedoch die beiden Aufnahmen außer der abnormen Stellung des Tuberculum majus keinen Erfolg zeigten, waren wir hierzu gezwungen."* Das wir taucht immer wieder auf.

Der das schrieb, hatte gerade einmal ein paar Semester Medizin, keine Rede vom ersten Rigorosum, aber ich fühlte mich eben als Teil des Ganzen. Auch damals hätten die meisten geschrieben. „Der Herr Chefarzt hat sich entschlossen", (was ja de facto auch der Fall war), aber der „Chefarzt", der während der Operation absolute Stille verlangte, ließ immer wieder Ideen und Vorschläge an sich heran, kurz er hörte uns zu.

Dr. Seidl war ein leidenschaftlicher Hochenegg Schüler (Berühmter Chirurg Julius von Hochenegg, * 2.August 1859 in Wien; † 11. Mai 1940 ebenda), der jede Muskelfaser schonte (Gegenbewegung: „große Chirurgen – große Schnitte). Er schrieb 1944 eine Arbeit: „Steckschüsse (Fremdkörper) und ihre Behandlung (in Zimmer, A.: Wehrmedizin, Kriegserfahrungen 1939-1945 Band I, Wien 1944, S. 200 – 237)

Der Chef wurde nach etwa 6 Wochen wieder entlassen, mehr oder weniger rehabilitiert, ich wurde zur Sanitätsabteilung zurückversetzt mit der Auflage, in eine andere Waffengattung versetzt zu werden und nicht mehr als Sanitäter arbeiten zu dürfen. Ich kam zur Kraftfahrabteilung nach Enns. Allerdings hatte ein Wohlwollender dazugeschrieben „Hilfsarzt zbV. Walküre". In Enns wurde ich gleich zum Regimentskommandeur befohlen, der mich von der legitimistischen Szene her kannte, herzlich begrüßte und – kurz gesagt – nach einiger Zeit wieder zur Sanität zurückversetzte.

Ich fand in meinem Archiv noch einen einschlägigen Brief an meine Mutter vom 29. 6. 1943, in dem ich ihr von der Freilassung unseres Chefs berichte, siehe Anhang.

Das Lazarett XIXC war in der *k.k. Weiberstrafanstalt Wiener Neudorf*, südlich von Wien, untergebracht, einer im Kloster betriebene Frauenstrafanstalt, die von Schwestern betreut wurde. Schwestern und (weibliche) Häftlinge wurden von der Wehrmacht als Hilfskrankenschwestern und Helferinnen eingeteilt. Dabei saß z.B. eine Nachkommin der berühmten Bertha von Suttner (Die Waffen nieder!) ein, weil sie nicht mit den anderen Mädchen beim BDM (Bund Deutscher Mädchen) exerzieren wollte.

Das Kloster wurde übrigens am 1. August 1853 durch Kaiser Franz Joseph I. mit Allerhöchster Entschließung im Rahmen der Kongregation der „Schwestern vom Guten Hirten" in Österreich zugelassen (ehemaliges fürsterzbischöfliches Sommerschloss). Die Kongregation war dafür ausgewählt worden, die „Weiberstrafanstalt" zu betreiben. (Nach Wikipedia)

Literatur:
Kitzerow Guenther: Kleine Chirurgie, Walter de Gruyter, 1956, S. 32:
„Ebenfalls wertvolle Dienste leistet der Siemens Metallsucher"

Behrendt, Karl Philipp: Die Kriegschirurgie von 1939-1945 aus der Sicht der Beratenden Chirurgen des deutschen Heeres im Zweiten Weltkrieg. Inaugural-Dissertation zur Erlangung des Medizinischen Doktorgrades der Medizinischen Fakultät der Albert-Ludwigs-Universität Freiburg im Breisgau. 2003, Seite 58:
Die Splitterlagebestimmung erhielt er (Bürkle de la Camp) mittels Röntgen zweier aufeinander senkrecht stehender Ebenen und einer Durchleuchtung, die er noch einmal unmittelbar vor dem operativen Eingriff durch-führte. Von Vorteil erschienen ihm auch stereoskopische Betrachtung, **akustischer Metallsucher der Firma Siemens** *und Anwendung des Boloskops. 163*

Die Anregung zu dieser Arbeit gab unser verehrter Chef, Herr O.St.A. Dr. Seidl. Aus den Krankenpapieren wurden die entsprechenden Daten genommen, die Reproduktionen wurden von einem Patienten, dem Gefreiten Mügariegler angefertigt.

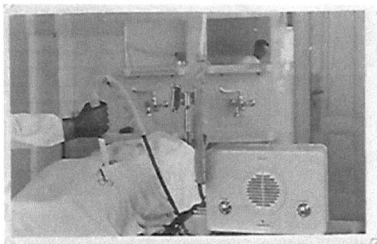

XXXX. XXXX. Gefr.
Geb. am: xxxxxxxxxx Landarbeiter
Verw.am: 12. 8. 42

Der Übernahmebefund ergab:
8.3.43
In der Axillarlinie 2 Querfinger oberhalb des unt. Thoraxrandes eine eingezogene Fistel re., leicht sezernierend. Die Umgebung ist druckschmerzhaft. Patient klagt über Schmerzen bei Bewegung und über ausstrahlende Schmerzen vom letzten Thorakalsegment bis zum dritten Lumbalsegment, mit Ausstrahlung auf die entsprechende Zone am Abdomen. Die linke Seite ist schmerzfrei. Das Abdomen rechts druckempfindlich, ebenfalls der rechte Ureter. Die rechte Thorax Hälfte ist wesentlich eingefallen. Patient äußert bei Berührung des rechten Oberschenkels Schmerz Empfindung bis auf die Mitte der Patella. Die laterale Muskelpartie ist gespannt. Der Kremaster Reflex rechts ist fast aufgehoben, während der linke erhöht ist. (Alles lumbale III, Eventuell II bis IV.

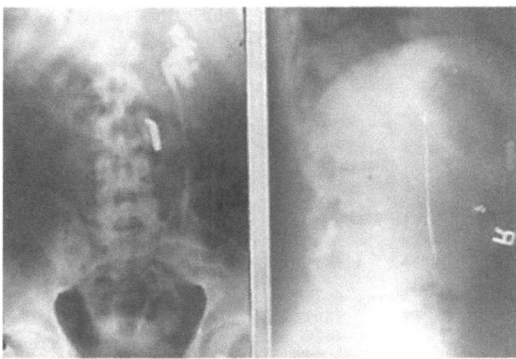

Eines Sedimentuntersuchung am selben Tag ergab: Hyaline, granulierte, teils mit Blutfarbstoff imprägnierte Zylinder, Zylindroide, Epethelia Epithelien, Erythrozyten.

Die immer stärker werdenden Beschwerden ergaben zusammen mit der gesamten Betrachtung des Röntgenbildes Abbildung I und II die klare Indikation zur Operation. Anatomisch war nur der Weg von der Seite her gangbar.

Operation in Äthernarkose:
Fec.: O.St.A. Dr. Seidl
Ass.: O.A. Dr. Obendorfer
Ass.: med. Wallnöfer

29.3.43 Nach Haut- und Faszienschnitt wird parallel zum erector trunci eingegangen. In der Tiefe findet sich ein stärkeres Narbengewebe. Entlang des frakturierten processus transversus wird unter Ablösung des Periosts in die Tiefe präpariert. Ein Fremdkörperabszess wird gefunden und nach teilweiser Resektion des processus transversus, das Geschoss nach Lockerung mittels scharfem Löffel entfernt. Drainage, Streifen, schichtweiser Wundverschluss. Der Patient hatte nach der Operation nur geringe Temperaturerhöhungen, die Beschwerden am Oberschenkel gingen bald zurück. Als Komplikation stellte sich 20. 4. eine, recht schmerzhafte Retention ein, die aber durch Rivanolspülung vollständig zu beherrschen war. Am 26.4. Konnte der Drain entfernt werden, am 30. 4. der Streifen. Der Patient stand am 14. 5. auf und geht seit der Zeit herum. Die Verlegung in ein Nervenlazarett wird abgewartet, wegen einer bestehenden Radialis Lähmung.

XXXXXX, Ob. Gefr.
Geb. am: cc.cc.12
Verw. am 19. 3. 43

Der Übernahme Befund ergab:

16.4.43   Über der spina iliaca ventralis eine drei Querfinger lange, 1/2 cm breite Narbe, zum kleinen Teil verschorft, gut abgeheilt. In der Medianlinie einen Querfinger breit, über dem Nabel beginnend, handbreit lang, eine gut verheilte Inzisionswunde, die nach rechts einen 4 Querfinger langen zusätzlichen Einschnitt aufweist. In der Höhe der elften Rippe, zwei Finger von der Axillarlinie, eine fünf Mark Stück große Inzisionswunde. Am rechten Unterarm in proximalen Drittel an der Vorderseite eine kleine, gut verheilte Einschussnarbe, von der ausgehend die Mobilität der Hand etwas gestört ist. An der dorsalen Seite des Unterschenkels, etwa in der Mitte unter der Haut tastbar, ein kleinerer Splitter.
Der Patient hat von dem in Bild drei und vier (nicht vorhanden) bezeichneten Splitter ausgehend, starke ausstrahlende Schmerzen, und in der Tiefe ist eine Fluktuation nachweisbar. Somit waren die Gefahr eines retroperitonealen Abszesses und damit die Indikation zur Operation gegeben.

Operation in Äthernarkose:
Fec.: O.St.A. Dr. Seidl
Ass.: O.A. Dr. Obendorfer
Ass.: med. Wallnöfer

27.6.43. Nach Haut-und Faszienschnitt parallel zum erector trunci wird, unter Schonung der austretenden Nerven, bis an die Querfortsätze des Lumbale III und IV, größtenteils stumpf, in die Tiefe präpariert. Die Elektrosuchersonde versagt vollkommen (der einzige Fall, wahrscheinlich wegen Stromstörung) und es ist mit ihr der Splitter nicht zu lokalisieren. Das Retroperitoneum ist phlegmatös verändert, derb und schmierig belegt. In der Nähe des Zwischenraumes von Lumbale III und IV ist medianwärts ein Abszess zu tasten, aus dem sich nach der Eröffnung reichlich nach Coli stinkender Eiter ergießt. In dem Abszess wird der Fremdkörper gefunden. Ein fingerdicker Drain wird eingeführt. Steifen. Die Wunde wird vollständig offengelassen.

Mit Rivanolspülung, Prontosil und kardialer Stützung, wird der Patient soweit gebracht, dass die Beschwerden zurückgehen. Aus dem Drain ergießt sich noch immer reichlich Eiter. Der Patient sieht jedoch, soweit man das bis heute beurteilen kann, seiner vollständigen Genesung entgegen, während dem es ohne Operation wohl zu einer Peritonitis, und damit voraussichtlich zum Exitus gekommen wäre.

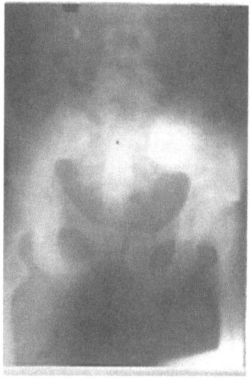

Hier wäre eine Aufnahme nach Ruckensteiner nicht möglich gewesen, da die Masse des Kreuzbeines den Fremdkörper in der Höhe überdecken würde, wie auch der Versuch bewies.

Seite 4 existiert nicht mehr

Lüer von seitlichem Ansatz bis zum processus spinosus abgetragen. Hierauf vorsichtige seitliche Verschiebung der Anteile der cauda equina nach rechts. Neuerliches Einführen der Elektrosuchersonde. Genaueste Lokalisation des knapp unter der Vorderwand des canalis sacralis liegenden Fremdkörpers. Ausmeißelung mit feinem Hohlmeißel, wobei sich beim Einführen in die Fremdkörperhöhle, aus dem Fremdkörperabszesses, dickrahmiger stinkender Eiter entleert. Erweiterung der Abszess Höhle durch abkneifen mit Lüerscher Zange. Nach Entleerung des Eiters ist das parallel zum Sacralkanal liegende Geschoss zu sehen. Entfernung des Geschosses, Drainage der Fremdkörper Höhle mit Streifen und Drain. Schichtweiser Wundverschluss.

Dieser Fall ist ins Auge stechend durch die Tatsache, dass der Patient, der vor der Operation sich kaum bewegen konnte, am 14. 6., sechs Wochen nach der Operation zwei Monate Z.gv.H. entlassen werden konnte.

Xxxxxx xxxxx. O. Gefr
Geb. am.: xxxxxxx Hilfsarbeiter
<u>Verw. am 8. 11 42</u>

Der Übernahme Befund ergab:

30.3.43 im Bereich des rechten Kniegelenkes lateral und etwas medial, zwei circa 10 und 12 cm lange Narben nach Inzision. Kniegelenk versteift. Bewegung im Sprunggelenk o. B. Röntgenbild.

07.4.43   Da das Röntgenbild neben der Lokalisation des Splitters eine, in der Reproduktion kaum sichtbare Reizarthritis ergab, wurde mit der Operation noch zugewartet. Erst am 5.5. konnte operiert werden.

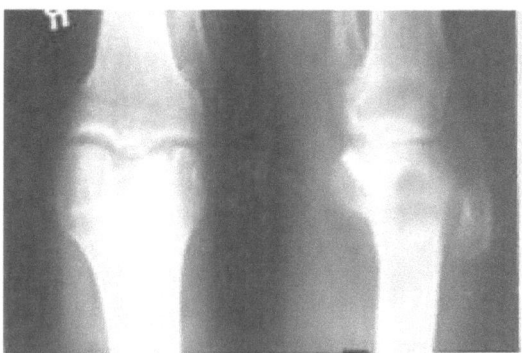

Operation in Evipannarkose (Dr. Karwath)
Fec.: O.St.A. Dr. Seidl
Ass.: O.A. Dr. Obendorfer
Ass.: med. Wallnöfer

5.5.43 Nach Hautschnitt einen Querfinger von der Medianlinie entfernt, wird vorsichtig und schichtweise schräg nach medial in die Tiefe präpariert. Der laterale Gastrochnemiuskopf wird nach lateral gedrängt, und von außen ohne Eröffnung des Gelenkspaltes in den Epicondylus eingegangen. Mit der Elektrosuchersonde wird der Fremdkörper genau lokalisiert. Nach Ausräumung der, mit Granulationsgewebe erfüllten Knochenhöhle, in welcher das Geschoss liegt, und genügender Luxation des Fremdkörpers, wird dieser mit einer Klemme erfasst und herausgezogen.
Sorgfältige Säuberung der Wunde von Knochensplittern, Streifen, schichtweiser Wundverschluss.
Vor Anlegen des Verbandes, wird das Knie mit mäßiger Gewalt abgebogen, um eine spätere Lockerung des Gelenkes in Narkose zu ersparen.
Nach des Verbandes Gipshülse.

Am 18.5.43 wurden die Nähte entfernt. Die Wunde war p. p. verheilt. Die Schiene konnte am 19. 5. in abgenommen werden, der Patient begann Bewegungsübungen zu machen.

Dieses Kniegelenk wurde bereits zweimal anoperiert, beide Male wurde anatomisch nicht richtig eingegangen. Der genaue Weg der Operationen ist nicht mehr feststellbar, da die Papiere nicht mehr vorliegen.

Xxxxxx xxxx, Gren.
Geb. am: xxxxxx Kaufmann
Verw. am: 7.2.43

Der Übernahme Befund ergab:
21.4.43. An der rechten Halsgegend eine circa 4 cm lange, vernarbte Wunde nach I. G. Steckschuss. Der Patient klagt über Schluckbeschwerden. Außerdem leidet der Patient an einer Hyperthyreose. Normalpuls 180 am Tage der Übernahme.
Ein Elektrokardiogramm ergab eine Myokardschädigung mit Neigung zu tachykardischer Herztätigkeit. Das Röntgenbild verlegte den Splitter in die Gegend des Nervus Vagus.

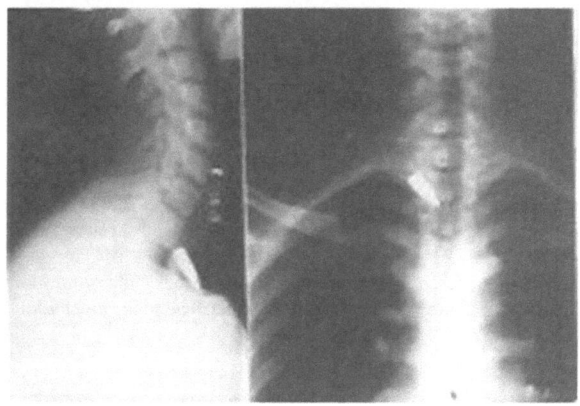

Operation in Lokalanästesie
Fec.: O.St.A. Dr. Seidl
Ass.: O.A. Dr. Obendorfer
Ass.: med. Wallnöfer

28.4.43 Nach Kragenschnitt, einen Querfinger über der Clavicula, wird vorsichtig, größtenteils stumpf, medial vom Sternocleidomastoideus in die tieferen Schichten präpariert. Nach Wegdrängen der Arteria carotis communis und der Vena jugularis wird stumpf in die nächste Schichte präpariert. Nach Wegdrängen der Arteria carotis communis und der Vena jugularis wird stumpf in der nächsten Schichte präpariert. Wenn der Patient schluckt, ist der Fremdkörper in der Tiefe zu tasten.
Nach genauester Versorgung der blutenden Gefäße wird die Spitze des Geschosses in der Tiefe des Operationsfeldes freigelegt. Das Geschoss wird mit einer Kocherklemme erfasst und vorsichtig hochgehoben. Aus dem Sack, in dem das Geschoss gelegen ist, sickert ständig Blut nach. Auch hier wird sorgfältig, teils mit Ligaturen, teils mit Umstechungen, die Blutung gestillt. Der Patient kann einwandfrei alle Sprechproben nachsagen.
Nach Drainage schichtweiser Wundverschluss.
Am 30. April wurde der Drain entfernt, der Patient ist aufgeregt, Im Übrigen hat er jedoch keine Beschwerden.

5. 5. 43 Die Nähte wurden entfernt, Wunde per primam geheilt.
26. 5. 43 Patient ist von Seiten der Halswunde vollständig beschwerdefrei.

Die Indikation war hier durch die heikle Lage des Splitters gegeben, der Operationsweg anatomisch klar. Von den hier verlaufenden Gebilden, die ja eine Gefahr für den guten Verlauf der Operation darstellten, wurde nur der Nervus Vagus sichtbar. Ob das Geschoss einen Druck oder Reiz auf ein Gebilde der Umgebung ausübte, war nicht mit Sicherheit festzustellen, jedenfalls war das rechte Auge des Patienten, wie die folgende Aufnahme (fehlt) zeigt, etwas verkleinert.

Xxxxxxx xxx, Uffz.
Geb. am: xxxxxxxx
Verw. am: 12. 5. 42

Der Übernahme Befund ergab:

3.3.1943 Ein Granatsplitter in Gesäß und ein eben solcher in der tunica dartos des Hodens. Der Splitter im Gesäß macht den Patienten beim Sitzen Beschwerden. Der übrige Befund hier belanglos.
Nach Abklingen der übrigen Beschwerden und Abheilen der Wunden, kann die Operation in Aussicht genommen werden.
Die Röntgenkontrolle ergab am 27.3.43 das obere und das nebenstehende Bild.

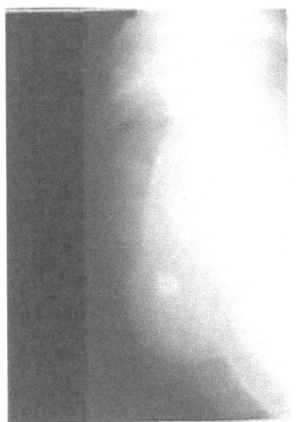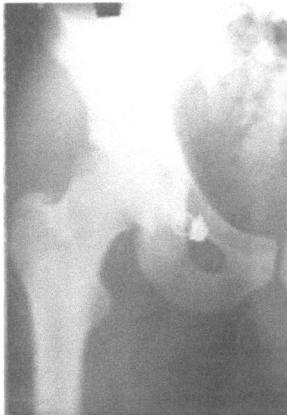

Operation in Äthernarkose:
Fec.: O.St.A. Dr. Seidl
Ass.: med. Wallnöfer

31. 3. 43   Nach-Haut- und Faszienschnitt, etwas lateral von der Röntgenmarke, wird unter möglichster Schonung der Muskulatur, schichtweise in die Tiefe gegangen. Die Metallsuchersonde verlegt den Splitter in medialer Richtung. Nach Freipräparation der tiefst gelegenen Bänderschichte, wird der Splitter von derben Narbencallus umgeben, in die Sehnen eingebettet, am Knochen aufliegend, gefunden und entfernt. Schichtweiser Wundverschluss, Streifen.

Xxxxxxx xxx, Jäger.
Geb. am: xxxxxxxx, landwirtschaftlicher Arbeiter.
Verw. am: 11.3.43

Der Übernahmsbefund ergab:

7.3.43. An der Dorsalseite des linken Unterarmes ca. 4 Querfinger unterhalb des Ellenbogens, eine daumennagelgroße, mit Hypergranulationsgewebe bedeckte Fistel, die mäßig sezerniert. Die Fistel erstreckt sich, wie die Sondierung ergibt, circa 6 cm in die Tiefe. Der Patient klagt über elektrisierende Schmerzen im Versorgungsgebiet des Nervus medianus. Die Bewegung im Ellenbogen: Beugung fast normal, Strecken nur bis 140° möglich.
Der Splitter wurde am 29. April 43, knapp am Medianus, von derben Narbengewebe umgeben, entfernt.
Kurze Zeit darauf war der Patient ohne nennenswerte Beschwerden.

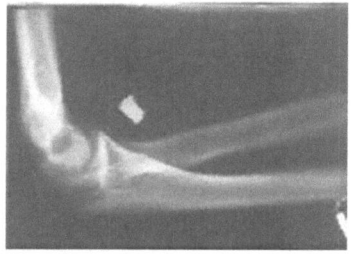 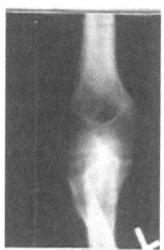

Wir hatten noch einige in der Nähe eins Nervens liegende Splitter, von denen einer in der Nähe des Nervus tibialis lag, den ich im Folgenden beschreiben will.

Xxxxxxxxxxx. Xxxxxx, O Gefr.
Geb. am: xxxxxxxxx, Stearingießer
Verw. am: 7.3.43

Der Übernahme Befund ergab:

An der dritten Zehe des rechten Fußes eine Durchschusswunde. Die Zehe nach innen rotiert.
Eine Handbreit unter der Thorax Grenze eine gut verheilte Einschuss Wunde. Am
Unterschenkel links eine kleine Einschusswunde. Der Fuß ist in starker Kontrakturstellung. Es
scheint sich um eine Schädigung des Nervus tibialis zu handeln. Bei jedem Versuch den Fuß
zu bewegen, klagt der Patient über Schmerzen.

Die Röntgenkontrolle ergab beiliegende Bilder:

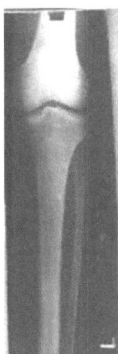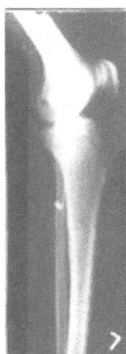

Durch die Kontraktion und die andauernd größer werdenden Schmerzen war die in Indikation
zur Operation gegeben. Der Versuch mit faradischem Strom ergab, dass der Nervus tibialis
noch funktionstüchtig ist.

Operation in Äthernarkose
Fec.: Ob. A. Dr. Obendorfer,
Ass.: Med. Wallnöfer

4.5.43 Es wird dorsal eingegangen. Der Splitter mit der Sucher Sonde lokalisiert und in einem
Granulationsgewebe, teilweise mit dem Nervus tibialis verwachsen, gefunden. Nach
vorsichtiger Freipräparation des Splitters Entfernung desselben. Der Fuß lässt sich im
Sprunggelenk frei bewegen.

Xxxxxxxxx. Xxxxx, Gefr.
Geb. am: xxxxx, Maler
Verw.: am 10. 3. 43

Der Übernahme Befund ergab:

12. 4. 43   An der Innenseite des linken Unterschenkels, zwei Querfinger unter dem Knie, eine ist 7 × 2 cm, gut granulierende, mäßig sezernierende Inzisionswunde. In der Umgebung der Wunde Sensibilitätsstörung.

Von diesem Fall zwei Bilder, das Erste zeigt den im Knochen steckenden Splitter, das zweite den Zustand zwei Wochen nach der Splitterentfernung. Es stoßen sich, trotz sorgfältigster Ausräumung bei der Operation und Glättung der Ränder, noch immer einige Sequester ab, wie auch eine am 25.5.1943 angefertigte Aufnahme ergab.

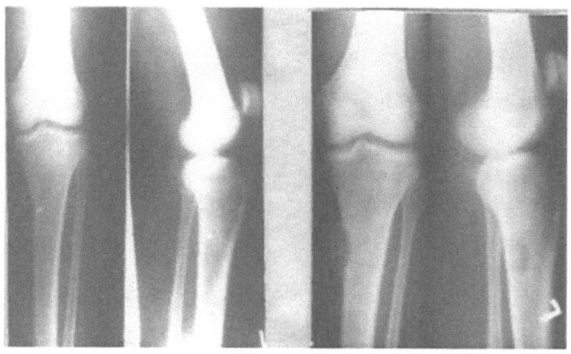

Mit diesem Fall schließe ich die entfernbaren Splitter ab, und möchte nun Fälle zeigen, bei denen aus verschiedenen Gründen die Splitter nicht entfernt werden können.

Xxxxxxx xxxxx, Feldw.
Geb. am: xxxxx Kaufmann
Verw.: am 29. 3. 43.

Der Übernahme Befund ergab:

Am Gesäß multiple Granatsplittereinschußwunden, links verheilt, rechts zum Teil noch offen. Am rechten Fuß an der Plantarseite, über dem Metatarsale IV eine kreuzweise Inzision. Am linken Fuß, an der Innenseite, etwas unter dem Knöchel, drei kleine Inzisionswunden. In der Haut der Ferse stecken

Multiple Granatsplitter.
Hier handelt es sich um eine solche Anzahl von Splittern, dass eine Entfernung praktisch nicht infrage kommen kann. Nur im Fall einer Eiterung durch einen bestimmten Splitter, kann dieser, insofern er nicht durch die Eiterung selbst abgestoßen wird, operativ entfernt werden.

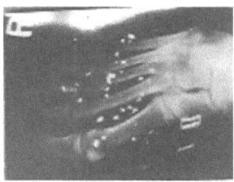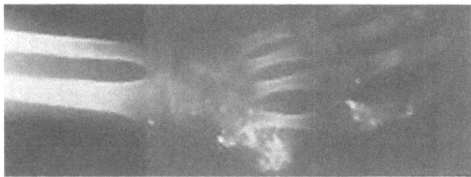

Xxxxxxxxx. Xxxx, Gefr.
Geb. am: xxxxxx, Landwirt
Verwundet am 3. 12. 42

Der Übernahme Befund ergab:

5. 3. 43. Im Bereich der linken Hand in dem Grundgelenk des ersten und zweiten Fingers starke Gewebsentzündung. An dieser Stelle befinden sich mehrere, schmierig belegte, bohnengroße Wunden. Bewegung des ersten und zweiten Fingers vollkommen eingeschränkt. Sensibilität o.B.

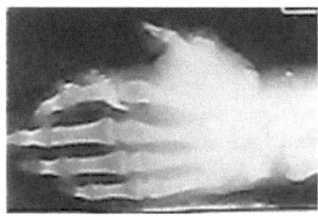

Hier ein ähnlicher Fall wie oben, die Fremdkörper müssen entweder einheilen oder herauseitern. Am 13. 4. ging der Patient auf Urlaub. Am 19. 5. wurde mit Bewegungsübungen begonnen, die verhältnismäßig guten Erfolg zeigen.

Xxxxxxx. Xxxxxx, Schtz.
Geb. am: xxxxxx, Landwirt.
Verw. am: 29.3.43

Der Übernahme Befund ergab:

Knapp über der Patella, genau in der Mitte, eine gut verschorfte, trockene, ein Pfennig Stück große Einschuss Wunde. Bei Bewegung klagt der Patient über Schmerzen, hat jedoch nur eine geringe Bewegungseinschränkung. In diesem Fall wäre der Splitter ohne besondere Schwierigkeiten zu entfernen, es liegt jedoch keine Indikation vor.

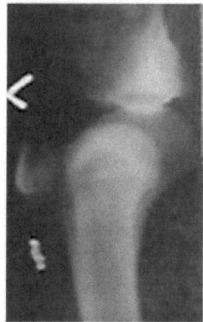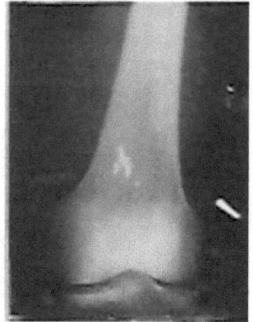

Die Bewegungstherapie wird hier voraussichtlich vollständige Wiederherstellung der Beweglichkeit und auch die Beschwerdefreiheit erreichen.

Xxxxxxxx xxxxxx Gefr.
Geb. am: xxxxxxxx, Bäcker
Verw. am: 29.3.43

Der Übernahme Befund ergab:

Neben vielen anderen Wunden an der Ferse zwei zehn Pfennig Stück große Einschusswunden. Wie das Bild zeigt, liegt der Splitter dem Calcaneus fast auf, und es erscheint im ersten Moment die Lage des Splitters recht unangenehm. Der Patient hatte jedoch nach Abheilen der Wunde an der Ferse kaum Beschwerden. Er liegt wegen seiner anderen Verletzungen noch zu Bett, kann aber auf der Ferse schon auftreten.
Die Kleinheit des Splitters ist es sehr wohl in erster Linie, die die geringen Beschwerden verständlich macht. Wahrscheinlich hat sich um den Splitter ein Narbengranulom gebildet, welches ihn abgedeckt, und so seinen Druck aufhebt.

LOKALISATIONSMETHODEN

Da wir im Hause die Elektrosuchersonde hatten, waren wir auf die Röntgenbilder nicht so sehr angewiesen wie jemand, der nur nach dem Röntgenbild eingehen muss. Jedoch waren selbstredend die Bilder von ausschlaggebender Bedeutung, und die Suchersonde im Allgemeinen nur ein Hilfsmittel während der Operation, insbesondere da der Abstand des Fremdkörpers von der Sonde nicht mehr betragen darf als 3-4 cm. Splitter, die nicht tiefer liegen, konnten auch ohne Wunde lokalisiert werden, aber auch hier immer nur unter Zuhilfenahme des Röntgenbildes.
Nun ist jedoch die Lokalisation eines Splitters auch mit zwei Aufnahmen nicht immer einfach, seine Tiefe oft nicht genau festzustellen. Und für solche Fälle möchte ich nun zwei Bilder einer Methode zeigen, die uns in mehreren Fällen guten Aufschluss gegeben hat: die Methode Ruckensteiner.

Xxxxxxx xxxx. O.Gefr.
Geb. am. Xxxxxxx, Ind. Beamter
Verw. am: 3.3.43

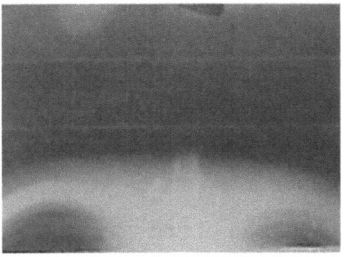

Der zentralstrahl wird hier tangential gerichtet. Bei der Wirbelsäule ist dies in der Brusthöhe einfach, im lumbalen Anteil nicht möglich, da sie nicht entsprechend weit vorgewölbt werden kann.

Xxxxxxx. Xxxxx, Jäger.
Geb. am: xxxxxxxx. Sclosser
Verw.: 6.3.43

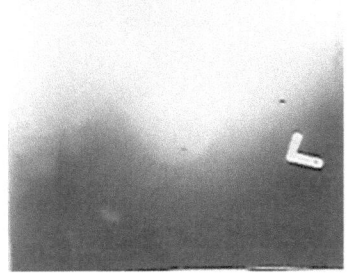

Hier wurde das Gesäß so weit wie möglich hinausgestreckt. Auf der Original Aufnahme sieht man die hier mit dem Bleistift nachgezeichneten Konturen der Muskulatur einwandfrei.

Damit sind die Splitter abgeschlossen, und ich komme jetzt zur Beschreibung der Frakturen.

Xxxxxxx xxxx. Gefr.
Geb. am. Xxxxxxx. Landarbeiter
Verw. am: 20. 12. 42

Der Übernahme Befund ergab:

8.3.43 Patient trägt Unterarmgips. Die Dorsalseite der Hand hat ein drei Querfinger breites
Fenster, unter dem sich eine zwei Mark Stück große, sezernierende und granulierende Wunde
nach Ausschuss, befindet. Die Finger sind leicht geschwollen und können kaum bewegt werden.
Der Zeigefinger zeigt eine deutlich sichtbare Verkürzung und ist druckschmerzhaft. Nach der
Gipsabnahme zeigt sich eine starke Infiltration der ganzen Hand.

Incision in Äthernarkose.
Fec.: O.St.A. Dr. Seidl

25.3.43 Es werden dorsal zwei tiefe Einschnitte, volar am Außenrand des musculus antithenar
ein tiefer Einschnitt gemacht. Drainage des dorsal gelegenen und volar ulnar gelegenen
Einschnittes.
Mit Prontosil Handbädern, Lapisieren wurde die Hand soweit gebracht, dass nach Entfernung
der Drains die Wunden besser wurden und die Finger eine verhältnismäßig große
Beweglichkeit aufwiesen. Wie das Bild zeigt, ist die Stellung des Carpale II, eine relativ
günstige, so das mit einem guten Erfolg der Bewegungstherapie gerechnet werden kann.

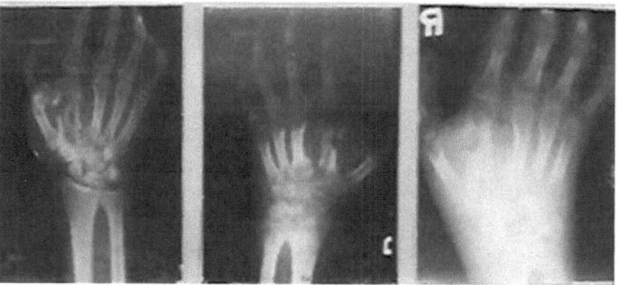

Xxxxxxx xxxx, O.Gren
geb. am: xxxxxxx, Jungbauer
verw. am: 19.3.42

Der Übernahme Befund ergab:

Im proximalen Drittel des linken Oberarmes eine über fünf Mark Stück große, gut
granulierende Einschusswunde nach Granatsplitter. Im distalen Drittel des linken Unterarmes
drei Querfinger über dem processus styloides eine etwas kleinere, von hypertrophierendem

Granulationsgewebe stark sezernierende Einschusswunde. Über dem metacarpale IV eine kleinere, gut granulierende Streifschusswunde. Dies Finger sind vollständig unbeweglich und im Metacarpalphanlangealgelenk tief eingesunken. Die ersten Bilder wurden am 13.4.1943 aufgenommen. Am 15. 4. kam der Arm in Gips. Am 5.5. begannen die Wunden unter dem Gips so stark zu eitern, dass der Gips abgenommen werden musste.

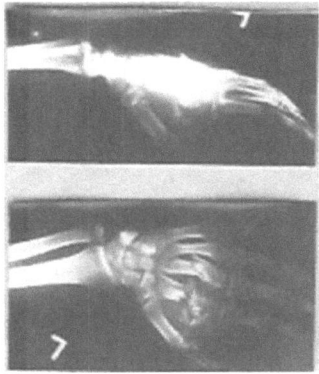

Diese Bilder stammen vom Tage der Gipsabnahme. Am 11. 5. wurde nach Besserung der Wunde ein neuer Gips angelegt.

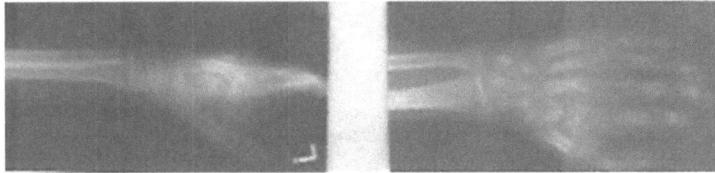

Die Finger zeigen heute eine ganz geringe Beweglichkeit, die durch entsprechende Bewegungstherapie wohl weitgehend gebessert werden wird.

Xxxxxxxx xxxx Gren.
Geb. am: xxxxxxxxxxx, Tischler
Verw.: am 29. 3. 43

Hier zeige ich das Bild einer Abrissfraktur im Zusammenhang mit einer Fraktur des Metacarpale II und III. Behandlung ist hier die übliche.

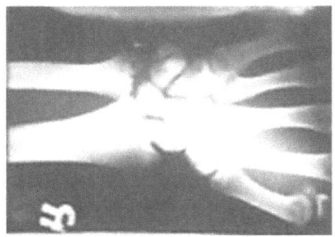

Nun will ich einen Fall bringen, bei dem erst nach fast vier Monaten festgestellt wurde, dass es sich um einen Oberarmbruch handelt.

Xxxxxx. Xxxxx Hpt. Feldw.
Geb. am: xxxxxxx. Handlungsgehilfe.

Der Übernahme Befund ergab:

3.3.43. An der Innenseite des rechten Oberarmes eine Einschusswunde, das ganze Schultergelenk ist ödematös geschwollen. Auf jede Bewegung im Schultergelenk antwortet der Patient mit stärkster Schmerzäußerung.

8.3.43. (Aus dem Krankenblatt des Res. Laz. Frankenstein) E. sieht blass und elend aus, ist sehr klagsam, und zeigt wenig Energie(!) bei Bewegungsversuchen in Ellenbogen, Hand und Fingergelenken. Er fixiert-mit der gesunden Hand die kranke, und wehrt jede Bewegung des rechten Armes ab, und liegt auch meist im Bett und verlangt anhaltend Linderungsmittel.

24.4.43. (Nach Frankenstein). Es wird inzidiert, wo das Fluktuationsgefühl eine Abszess Bildung vermuten lässt. Ein Eiterherd wurde nicht gefunden.
Zehn Tage nach Übernahme in unser Lazarett wurde bei uns inzidiert.

Inzision in Äthernarkose
Fec.: O.St.A. Dr. Seidl
Ass.: O.A. Dr. Obendorfer

13.3.43. Es wird in der Tiefe ein Abszess gefunden, genügend breit eröffnet und mit Streifen und Drain versehen.
Seit dieser Zeit und nach dem Anlegen der Gipsrinne ging es mit dem Patienten rapide aufwärts, so dass der Patient am 22. 4. auf Urlaub gehen konnte.
Bei uns wurden zuerst die ersten beiden Aufnahmen gemacht. Da der Patient sehr starke Schmerzen hatte, wollten wir die Schiene nicht abnehmen. Als jedoch die beiden Aufnahmen außer der abnormen Stellung des Tuberculum majus keinen Erfolg zeigten, waren wir hierzu gezwungen und machten die dritte nach Abnahme der Schiene caudiocranial.

D abnorme Stellung des Tuberculum majus könnte auch durch abnorme Rotation bedingt sein.

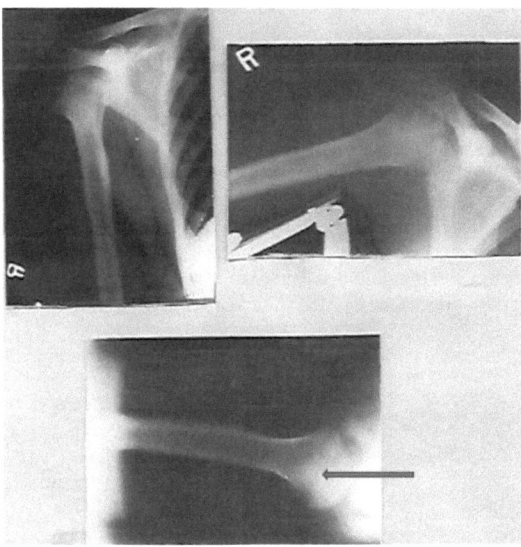

Xxxxxxx xxxxxxx. Gefr.
Geb. am.: xxxxxxxxxxxxx, Landwirt
Verw. am: 17. 2. 43

 Es handelt sich bei dem Patienten um einen Schussbruch des linken Oberarmes. Trotz der starken Zertrümmerung war die Wunde so klein, dass der Patient mit einem Gips ohne Fenster auf Urlaub geschickt werden konnte.

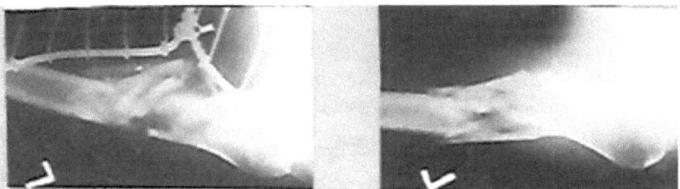

Im Folgenden zeige ich Impressionsfrakturen, die zu spät in Behandlung kamen.

Xxxxxxx xxxxxxx, Gefr.
Geb. am: xxxxxxxxxxxx, Angestellter
Verw.: am: 3.3.43

8. 3. 43   Der Patient wurde bei einem Bombenangriff, in einem einfallenden Raum, durch einen herabfallenden Balken am rechten Fuß verletzt. Schon der versorgende Arzt schrieb in das Krankenblatt unter vorläufige Diagnose: „Verdacht auf Bruch im Bereich des rechten Fußes".

Am 23. 3. steht in derselben Krankengeschichte: „Wegen Vorhandenseins von einem ausgedehnten Hämatom und blutgefüllten Epidermisblasen in der Fersenbeingegend, muss von einer blutigen Extension abgesehen werden. Anlegen eines Gipsstiefels bis unter das Knie."

Am 12.4. Kam der Patient zu uns. Die Röntgenkontrolle ergab beiliegende Bilder:

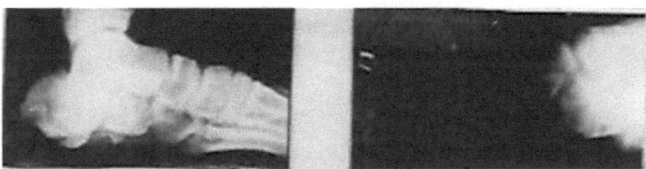

Für uns war es für eine Extension natürlich zu spät.

Ein ähnlicher, noch krasserer Fall, (denn bei dem vorgenannten könnte man das Hämatom für einen triftigen Grund halten) ist der folgende:

Xxxxxxxx xxxxx, O.Feldw.
Geb. am: xxxxxx, Autounternehmer
Verw.: am 10.4.43

Der Truppen Arzt verordnete drei Wochen Betttruhe und Umschläge mit essigsaurer Tonerde. Hierauf wurde der Patient auf „Gebührenurlaub" geschickt, zur „vollständigen" Genesung, „da in diesem Falle ein Genesungsurlaub nicht möglich ist", wie der Patient berichtet.
Im Laufe dieses Urlaubes kam der Patient zum zuständigen Standort Arzt, der in nach IIa verwies. Von hier kam der Patient zu uns. Die beiliegenden Bilder wurden bei uns gemacht.
Therapie: Zinkleimverband, vorsichtige Bewegungsübungen. Für eine Extension ist es leider auch hier zu spät. Die Impression wird bleiben, und der Patient voraussichtlich sein Leben lang hinken.

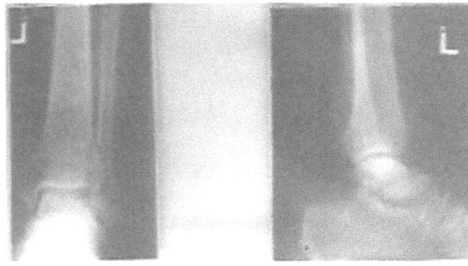

Xxxxxxxx xxxxxxx, Gefr.
Geb. am: xxxxxxxx, Weber
Verw. am: 6.3.43

Hier handelt es sich um eine Pseudoarthrose, die mit einem Tibiaspan verbunden wurde.

Operation in Äthernarkose:
Fec.: O.St.A. Dr. Seidl
Ass.: O.A. Dr. Obendorfer
Ass.: med. Wallnöfer

6.5.43. Nach Freipräparation der pseudoarthrotischen Stelle, wird der überstehende Callus abgemeißelt und mit der Knochenzange abgenommen. Nach Aufsplitterung der Knochenmarkhöhle – die 2 cm nach dem Callus liegt - wird die Wunde steril bedeckt. Aus der Tibia wird mit dem Meißel ein Span genommen und - nach vorläufiger Versorgung der Wunde am Unterschenkel – zwischen die Fragmente der Ulna gebracht.
Schichtweiser Wundverschluss nach Lösung der Blutleere.

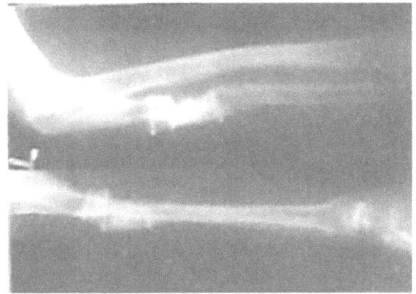

Xxxxxxxx xxxxx, O.Gfr.
Geb. am: xxxxxxxx, Maler und Anstreicher
Verw. am: 27.3. 43

Es handelt sich bei dem Patienten um einen typischen Abbruch des Olecranon mit Bruch im mittleren Drittel beider Vorderarmknochen.
Ich zeige das Bild, welches vor der Operation aufgenommen wurde, und als zweites das, das nach Anlegen des Gipses aufgenommen wurde.

Operation in Äthernarkose:
Fec.: O.St.A. Dr. Seidl
Ass.: O.A. Dr. Obendorfer
Ass.: med. Wallnöfer.

14.4.43 Nach Hautschnitt über der Frakturstelle am Olecranon wird der Knochen freigelegt, durchbohrt und ein Kirschnerdraht durchgezogen, so dass die Diastase fast aufgehoben wird. Schichtweiser Wundverschluss.
Nach dem Wundverschluss Reposition der Radius-Ulnarfraktur unter Zug und Druck und Anlegen eines Gipsverbandes bis zum oberen Oberarmdrittel.

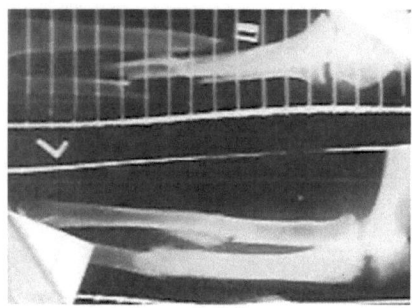
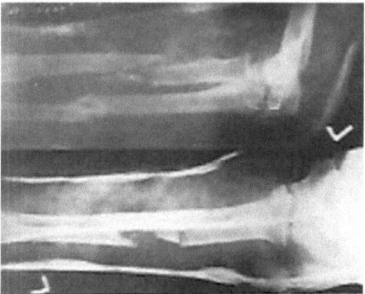

| 8.4.43 | 15.4.43 |

Mit einer Zusammenstellung aller bisher durchgeführten Operationen schließe ich die kleine Arbeit ab. Es wäre noch eine Menge interessanter Bilder zu zeigen, dies würde jedoch über den hier gestellten Rahmen hinausgreifen.

Zusammenstellung der im Res. Laz. XIX C vom

23.3.1942 bis 13.5.1943

durchgeführten Operationen

Es wurden im gesamten 884 Operationen durchgeführt, davon waren:

Splitter Entfernungen 340
Inzissionen 148
Fistel Behandlungen 34
Amputationen und Reamp 37
Phalangealentfernungen 87
Sequestrotomien 57
Narbenlösungen 41
Appendektomien 13
Knochenabmeiselungen 7
Noduli 6
Tonsilektomien 9
Plastiken 64
Hernien 6
Varizen 1
Struma 1
Transplantationen 8
Sehnenplastiken 2
Lipom- und Atheromentfernung 12
Knochenspanverpfl 5
Olecranon Nähte 2
Neurolysen 1
Bluttransfusionen 1
Aneurysma art. Brach 1
Punktionen 2
Rippenresektion 1
Pneumothorax und Nachfllg 1

884

Wr. Neudorf den 29.6.43

Meine Liebe Mama !

Vielen Dank für die guten Sachen und die schönen Geschichten und die Kontoverbesserung Das Pferdebuch ist sehr nett und ich habe oft blaut gelacht wie ich es gelesen habe . Die Geschichten sind nicht bei den Haaren herbeigezogen , sondern durchwegs alle möglich , ausserdem ist der Schreiber ein guter Pferdebeobachter . Also Olga das Mistvieh ist sehr nett , ich muss nur schaun das Matscheko das Buch nicht sieht , sonst ist sie bös sie heisst nämlich Olga !

Eine sehr erfreuliche Nachricht kann ich Vater mitteilen, er wird staunen - der Chef ist wieder daheim . Ob er zu uns kommen wird , wird sich erst zeigen . Es ging ganz urplötzlich um 8 Uhr am Montag wurde er verständigt .

So wird sich heute so viel entscheiden , morgen vielleicht schon wieder der Chef bei uns sein , jetzt heisst es ja Daumen halten .

Meinem Knie geht es was besser , ein 4 wöchentlicher Urlaub nach Lazarettentlassung wurde mir von der Truppe genehmigt. Wann ich wohl soweit sein wie ?

Liebe Mama , Pfüat dGott , ich hab noch eine Menge zu tun .

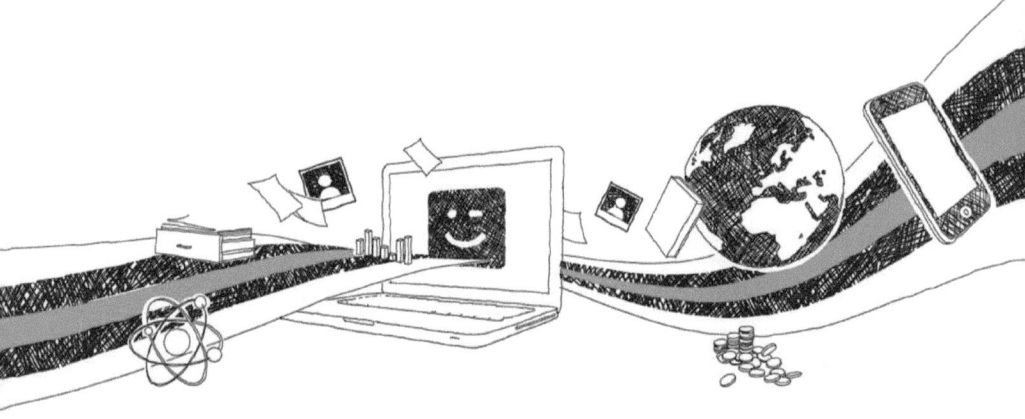
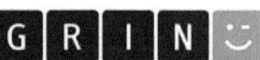